UN CHRÉTIEN
DEVANT LA MORT

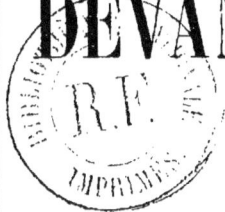

EXTRAIT

DE LA

COURONNE DE MARIE

(Mars 1872)

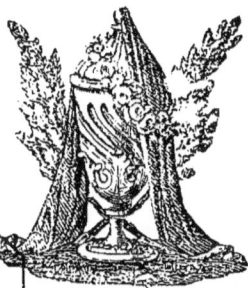

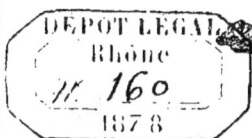

LYON
IMPRIMERIE MOUGIN-RUSAND

3, rue Stella, 3.

1878

UN CHRÉTIEN DEVANT LA MORT

Les pages suivantes, dictées, par la piété filiale, ont été adressées par une sœur à son frère missionnaire en Chine sur les derniers moments d'un père bien-aimé.

C'est une lettre intime, une lettre de famille, dont on a bien voulu nous faire part, mais qui n'était point destinée à la publicité. Cependant quelques personnes graves ont pensé que les enfants du Rosaire la liraient avec intérêt et édification. Déférant à ce conseil, et avec l'agrément de l'auteur, nous insérons ce pieux récit à peu près tout entier, espérant qu'après l'avoir lu, nos associés nous pardonneront d'avoir mis sous leurs yeux de si beaux et de si rares exemples de foi et de piété chrétienne.

Dans le temps où nous vivons, ces exemples sont un encouragement pour les bons, une leçon pour tous. Heureux ceux qui la comprennent !

Lettre de Mlle Marie Sautel à son frère le R. P. M. Alphonse, missionnaire de l'Ordre de saint Dominique à Fou-tchéou (Chine).

... Mon cher frère, que mon bon ange guide ma plume, car je me sens bien impuissante pour t'écrire ce qui sera pour ton cœur brisé au moins une goutte de consolation. Je resterai souvent en dessous de la vérité, parceque tant de souvenirs sont accumulés dans mon âme et dans mon cœur, que je devrai forcément me restreindre dans cette lettre et ne te dire que le plus essentiel. Inutile de te dire que je respecterai les souvenirs personnels à maman et à notre frère. Je ne t'envoie que les miens.

Tu sais que depuis longtemps déjà le bon docteur, qui soignait papa, m'avait secrètement avertie de ne conserver aucun espoir pour sa guérison, aucun espoir humain. Mais tout est possible à Dieu, me disais-je dans le fond de mon cœur, en cachant la triste vérité de notre position à notre excellente mère, à qui je voulais éviter les larmes que je versais moi-même. Cependant elle voyait bien que notre pauvre malade allait de plus en plus mal. Forcés tous de reconnaître l'impuissance des moyens naturels, nous eûmes la bonne inspiration de faire une sainte violence au ciel par Notre-Dame de Lourdes : je fus, comme tu le sais, au mois de mai, députée par la famille pour aller au sanctuaire même de notre toute-puissante Mère du ciel, demander la guérison que nous désirions si vivement. Je partis avec une pieuse compagne, pleine de confiance, emportant dans mon âme cette parole de notre bon père qui devait se renouveler à ma mémoire dans toutes mes prières à Notre-Dame de Lourdes : « A Dieu, ma chère enfant, sois bien notre avocate auprès de la sainte Vierge. »

Non-seulement je fus à Lourdes, où je passai plusieurs jours à importuner la *Consolatrice des affligés* et le *Salut des infirmes*, mais j'allai aussi à Pibrac où sainte Germaine se plaît à guérir tant de pauvres malades ; je déposai dans son cœur de vierge tous les vœux du mien, afin de leur donner auprès de Marie une force que je ne pouvais pas avoir moi-même, et, bien que je ne sentisse pas que nous étions exaucées, je gardais l'espoir que Dieu serait glorifié. Mon absence du Prat fut plus longue que je ne l'avais prévu. Un mieux dans l'état de mon père nous fit presque croire au miracle, malgré notre indignité. Je rentrai au Prat pour ne pas cesser d'y pleurer, en voyant de plus en plus souffrir celui à qui le bon Dieu et la sainte Vierge voulaient accorder de plus grandes grâces que celle de la santé du corps. Réunis en famille, nous continuâmes à prier avec persévérance, mon père fit avec nous la sainte communion dans notre humble petite chapelle et dans cette communion si fervente, tout en demandant sa guérison, il puisa une nouvelle force toute surnaturelle pour ne vouloir que ce que Dieu voudrait de lui : « Mon enfant, me disait-il bien souvent, le « bon Dieu a ses desseins auxquels il faut nous soumetttre ; « tu penses bien que quoi que ce soit qu'il me demande, je me « résignerai ; je ne crains pas la mort, et si je désire vivre « encore ce n'est qu'à cause de vous à qui je vais tant man- « quer ! Oh ! non, je ne tiens pas à la vie pour moi ; que la « volonté de Dieu soit faite ! »

Je l'ai vu, ce cher père, jour par jour, faire progressivement des sacrifices à cette divine volonté. D'abord il a demandé à Dieu encore deux ans de vie, afin d'avoir le temps d'établir son fils, puis un an, puis six mois ; mais les deux derniers mois de sa vie n'ont été qu'une acceptation généreuse de la mort, acceptation qui ne s'est jamais démentie. Il n'avait pas soixante ans : Il eût pu désirer une plus longue vie, mais il a regardé plus haut, et sans jamais penser à lui, ses larmes ne coulaient qu'à cause de nous.

Son énergie morale, puisée en Dieu, le soutenait à un point qui nous confondait tous. Le médecin s'étonnait qu'il pût sortir de sa chambre, et lui se trouvait encore la force d'aller à la messe le dimanche ; il se traînait, il impressionnait tout le monde, et cependant, si malade qu'il fût, il craignait qu'on ne le crut pas aussi souffrant et de donner ainsi le mauvais exemple, en restant trop longtemps assis pendant l'office divin. Ses forces s'affaiblissaient et nos alarmes augmentaient à un tel point que le docteur nous ayant dit qu'il pourrait ne guère s'aliter, nous eûmes les craintes les plus sérieuses pour le mois d'août.

Au milieu de nos larmes, la Providence se montra notre mère et saint Dominique le vrai protecteur de la famille. Nous ne pouvions pas espérer te voir, mon cher frère, mais ta famille religieuse a voulu se montrer la nôtre dans nos malheurs. Que Dieu soit béni pour tant de bontés qu'elle a eues pour nous ! A ta place donc nous arrivait le 4 août, fête de saint Dominique, le Révérend Père Marie-François qui, quatre ans auparavant, était venu avec toi évangéliser notre paroisse. De cette époque dataient des rapports tout parti-

culiers de sainte affection entre notre famille et lui. Il venait,
envoyé par son excellent supérieur, le cœur plein de charité
et comme un fils adoptif pour nous procurer les secours de
son ministère.

Le mois d'août fut terrible ; ce n'était cependant que le
10 novembre que le ciel devait compter un saint de plus,
après un douloureux martyre supporté avec un courage
héroïque. Pauvre père ! Il descendait encore à table avec
nous ; il en faisait tous les honneurs, gardant pour lui de
grandes souffrances qui se trahissaient sur sa figure si amai-
grie ; il ne voulait pas qu'on fit attention à lui, tant son abné-
gation ne le portait qu'à penser aux autres. Il faisait encore
quelques pas dans la campagne, mais le plus souvent c'était
seulement dans le corridor qui séparait sa chambre de celle
de sa mère, morte le 10 janvier. Je rapproche ces deux souvenirs de notre pauvre père, car tous les deux me prouvè-
rent qu'il se faisait une juste idée de son état.

Je l'entends encore près du bosquet qui touche la
maison me débiter ces vers qu'il aimait et qui me brisèrent
le cœur :

« Bois, que j'aime ! adieu... Je succombe ;
« Votre deuil me prédit mon sort ;
« Et dans chaque feuille qui tombe,
« Je vois un présage de mort. »

Ceci dit, il nous regarda tout ému et, pour ma part, je
l'étais autant que lui....

Ce fut une de ses dernières sorties. Bientôt après, ne pouvant plus quitter le premier étage de la maison, il voulait
encore se rapprocher de tout ce qui parlait à son cœur. Il
essayait de faire quelques pas dans le corridor ; il me dit
une fois : « Je suis venu dire un *De Profundis* pour ma
« pauvre mère, près de sa chambre, en attendant que
« j'aille la rejoindre. Oh ! comme j'y pense à cette bonne
« mère, il me semble qu'elle m'attend et j'ai un grand désir
« de mourir dans la même chambre où elle est morte ! »

La fête du 15 août fut pleine d'angoisses pour nous ; je croyais vraiment que notre petite sœur qui est au ciel et qui, au 15 août, était morte dans les bras de notre bon père, au moment où il l'offrait en victime au bon Dieu, pour obtenir la guérison de maman (guérison qui fut accordée), je croyais, dis-je, que notre petit ange voulait à tout prix jouir à son tour de la présence de celui que nous redoutions de perdre. Nous fûmes les plus forts, aidés par tant de prières et tant de sacrifices offerts à Dieu de tous côtés par des âmes généreuses qui désiraient avec nous la guérison de papa.

Ce cher père n'avait pas pu communier le 15 août, il le fit dans l'octave de la fête, et pour la dernière fois, dans notre petite chapelle, où bientôt il ne devait plus avoir la force de monter ; mais de son lit il pouvait entendre tous les mouvements du prêtre à l'autel et s'unir de cœur au saint sacrifice de la messe.

Ce jour de communion de papa fut un jour de fête religieuse pour toute la famille. Ne voulant pas communier en viatique, il pria le Père Marie-François de dire la messe à 3 heures du matin. Notre cher père se leva, non sans fatigue, mais très-courageusement, vint recevoir Jésus dans la chapelle même et, après son action de grâces, regagna son lit, fortifié pour supporter de nouvelles souffrances. C'est à cette époque qu'il voulut penser à tout et s'occuper de notre avenir avec une sollicitude des plus touchantes, nous faisant toutes ses recommandations et employant le reste de ses forces à former notre bon frère Régis, et à le guider dans toutes les affaires qu'il lui confiait. Sa sensibilité était extrême. Je l'ai vu pleurer souvent à ton sujet, il lui était pénible de ne plus te revoir en ce monde et il se rappelait le pressentiment qu'il avait eu en t'embrassant pour la dernière fois, pressentiment que c'était bien, en effet, pour la dernière fois ; quelque temps après, son sacrifice était entièrement fait et ton souvenir ne lui revenait que pour l'offrir à Dieu : « Pauvre enfant, disait-il, ce sera trop tard pour moi « lorsqu'il reviendra en France, il ira prier sur ma tombe.... « Prépare-le à ma mort. »

Dans ses souffrances les plus vives, jamais une plainte ne trahit chez lui la nature ; ses plaintes étaient des prières : « Mon Dieu, que je souffre ! ayez pitié de votre pauvre « créature ! faites de mon corps un cadavre, mais sauvez « mon âme ! Mon Dieu, que votre volonté soit faite et non « pas la nôtre ! Vous êtes infiniment bon, ô mon Dieu ! mais « vous êtes juste aussi et je mérite bien tout ce que vous « me faites souffrir. »

Sans cesse il priait saint Régis, à qui il avait fait un vœu, et son ange gardien envers qui il avait une dévotion touchante. Toujours le sourire sur les lèvres, il inspirait la plus grande vénération et était pour ceux qui l'approchaient un exemple de toutes les vertus.

Le docteur ***, son ami, homme très-chrétien qui le visitait, avouait n'avoir jamais vu un malade semblable.

Quelle reconnaissance envers Dieu lorsqu'il éprouvait un moment de repos ! car ses souffrances lui en laissaient bien peu.... Une nuit qu'il souffrait beaucoup, il nous pria de dire les litanies de l'ange gardien, « et puis, ajouta-t-il, le « bon Dieu fera de moi ce qu'il voudra, car j'attends tout « soulagement du ciel et rien de la terre, malgré votre bonne « volonté. » Alors qu'il faisait notre admiration, il s'humiliait de ne pas souffrir avec assez de courage et il craignait toujours de donner de la peine. Il parlait de la mort avec le calme des saints et, après s'être entièrement résigné à la volonté de Dieu, il avait compris, comme sainte Thérèse, quelle douceur plus grande on éprouve de s'abandonner. De cet abandon à Dieu découlait la foi la plus vive et une humilité des plus profondes.

Le R. P. Marie-François fut obligé de s'absenter quelques jours et pendant son absence mon père eut crise sur crise : j'appelle crises des souffrances excessivement vives qui lui faisaient verser des larmes malgré lui. Sans cesse il nous disait que du jour où il se mettrait au lit, il ne se relèverait pas. Ce pressentiment devait se réaliser le jour de la fête du saint Rosaire. Ce jour-là, il se leva une heure à peine et rassembla toutes ses forces pour se faire la barbe afin d'être plus convenable pour recevoir le lendemain le bon Dieu mais cette fois en viatique. Je l'avais laissé quelques instants avec maman jouissant d'un calme relatif. Quelle ne fut pas ma triste surprise à mon retour dans sa chambre, de le trouver en proie aux plus violentes douleurs ; je tenais dans la main un christ que je voulais mettre près de son lit; ce bon père me le saisit, fit avec ce christ le signe de la croix et pria Jésus avec larmes et avec la plus grande ferveur de lui venir en aide. Il craignait de ne pas aller au lendemain, fête des saints Anges gardiens, et me répétait : « Pourvu que « j'aie le temps de recevoir le bon Dieu ! »

Un bon prêtre de ses amis vint nous dire la messe au Prat pour satisfaire la piété de notre cher malade; il s'en retourna profondément édifié de tout ce qui s'était passé sous ses yeux.

Je priai longtemps avec mon père ; nous fîmes ensemble notre action de grâce ; je l'entendis prier seul aussi et dire au bon Dieu: « Maintenant, mon Dieu, faites de moi ce que « vous voudrez, je vous donne mon cœur, mon âme et ma « vie, je ne vous demande que de me faire miséricorde et « de me rendre digne de vous. » Et à nous : « Vous pouvez « me laisser, je ne suis plus seul. » Il avait besoin d'un complet recueillement et de ne plus étouffer les larmes qu'il voulait répandre dans le Cœur du bon Jésus.

C'est ce jour-là qu'il me dit : « Prie pour moi le bon Dieu ; « tu n'as pas besoin d'aller le chercher au loin puisqu'il a « daigné venir en moi ce matin; j'espère qu'il ne m'a pas « si vite abandonné. »

Sa ferveur fut toujours croissante. C'était tantôt le chapelet qu'il me demandait ; tantôt une prière de dévotion, une lecture pieuse; il était avide de tout ce qui le rapprochait de Dieu. Une fois, pour ne pas l'impressionner, je sautai un acte de préparation à la mort qui se trouvait à la fin d'une prière que nous faisions ensemble; notre cher père s'en apercevant, se mit à le dire à lui-même d'un ton ferme et courageux.

Voici venir l'époque où j'ai plus besoin de me taire et de

le laisser parler, bien que je sois dans l'impossibilité de te rapporter toutes ses précieuses paroles, qui sont pour nous un testament spirituel, une règle pour notre vie entière.

C'était le 18 octobre, après une visite du médecin qui aurait pu jeter mon père dans la plus complète illusion sur son état, ce cher père m'appelle près de son lit pour me faire remplir la plus pénible des missions, dans laquelle mon cœur m'aurait fait échouer sans une grâce du ciel qui fut bien sensible pour tous les deux. « Écoute, Marie, me dit-il « avec un regard que je n'oublierai jamais, ne crains rien « avec moi, je veux que tu me fasses part de l'entretien que « tu as eu hier avec le docteur, car il m'a paru plus rassuré « et moi je sens que je m'affaiblis. Ma chère enfant, j'ai « confiance en toi, ne me trompe pas, je préfère savoir au « juste à quoi m'en tenir, ayant toujours demandé au bon « Dieu la grâce de ne pas mourir sans recevoir les derniers « sacrements. Donne-moi cette marque d'affection que je te « demande, pour mon plus grand bien, de me dire toute la « la vérité, tu me feras plaisir, mon enfant, je suis bien rési-« gné à tout. Puis-je encore aller loin ?... » Sur la réponse que je lui fis avec une franchise toute surnaturelle, il se recueillit et me dit qu'il désirait sans retard recevoir les derniers sacrements. Je n'oublierai jamais ce quart d'heure d'entretien intime avec ce bon père; c'était tellement du ciel que tu me pardonneras mon impuissance à te raconter ce que ma plume ne sait pas écrire. Voici cependant un de nos dialogues : « Marie, le Père Marie-François peut-il m'ad-« ministrer ? — Oui, papa. — Mais a-t-il ce qu'il faut? — « Oui, cher père. — Alors, chère fille, vous aviez pris vos « précautions? — Oui, mon père. — Oh ! que vous me « faites plaisir! que j'en suis heureux! merci! merci! Je « désire passer une assez bonne nuit afin de pouvoir être « mieux disposé pour recevoir demain le bon Dieu avant « l'Extrême-Onction; mais puisque je ne souffre pas trop en ce « moment, va tout de suite prévenir le père pour qu'il vienne « entendre ma confession. » Je compris qu'il voulait faire une confession extraordinaire. Après plus d'une grosse demi-heure le R. P. Marie-François vint me prévenir que mon père désirait prier avec moi. Je le trouvai tout ému, ce cher père. Il voulut dire lui-même une dizaine de chapelet avec une ferveur s'ans pareille.

Le lendemain matin, 19 octobre, il reçut donc tous les sacrements et gagna l'indulgence plénière du Rosaire avec une foi si grande et un si grand amour de Dieu, que personne ne put retenir ses larmes. Tous, parents et domestiques, nous étions vivement impressionnés; nous ne faisions qu'un cœur et qu'une âme pour bénir Dieu et vénérer notre cher malade dont les exemples étaient pour nous une prédication vivante. Ce fut un jour de saintes émotions pour notre bon père. Il ne se lassait pas de me faire prier et de faire lui-même, dans son cœur, les plus belles prières à Dieu.

Le Père Marie-François étant revenu le voir peu après la cérémonie, mon père, en l'apercevant, lui tendit ses deux bras pour l'embrasser avec tendresse, et il lui dit en pleurant : « O cher Père, comment pourrai-je assez vous remer- « cier ! Permettez-moi de vous faire encore une prière « avant votre départ, puisque vous êtes obligé de vous « absenter quelques jours : maintenant que vous m'avez « conduit au seuil de l'éternité, promettez-moi de revenir, « si cela vous est possible, pour recevoir mon dernier soupir « et remplacer, à cette heure-là, mon cher fils, qui est en « Chine?... » L'émotion le fatiguait tant, que nous lui conseillâmes de ne plus parler de ce qui excitait sa sensibilité devenue si grande qu'il ne semblait plus vivre que par l'âme et par le cœur.

Le soir, il dit à la personne qui le veillait : « Ce matin, le « bon Dieu a daigné me visiter et puis on a signé mon passe- « port; mais j'en suis bien heureux ! »

Que j'aimais à l'entendre parler du néant de la vie, du tout de Dieu et du rien de la créature ! Combien de fois il a répété : Oh! si l'on comprenait la vie telle que je la vois « maintenant, comme on servirait mieux le bon Dieu ! »

Un jour il voulut tirer lui-même un chapitre de l'Imitation de Jésus-Christ, et ce chapitre traitant de l'orgueil, je lui dis en souriant que j'aimais mieux celui que j'avais choisi se rapportant à la confiance en Dieu ; notre père insista sur son choix de providence en me disant : « Si je l'ai tiré, c'est « preuve que j'en ai besoin : est-ce que tout n'est pas orgueil « dans la vie de l'homme ? »

Bien souvent je lui faisais baiser le christ ; il me remerciait en me disant : « Voilà bien, ma chère fille, la seule vraie « consolation. » Ou bien il me demandait de lui faire le signe de la croix avec ce même christ, en disant : « Je ne suis pas « digne de le baiser, mais que Jésus ait pitié de moi ! — « Mon enfant, laisse-moi n'embrasser que les pieds de Jésus « en croix, car je ne mérite pas de monter plus haut : ô mon « Jésus, miséricorde ! Vous me faites bien souffrir, et j'ose- « rais presque dire que c'est assez, en me réservant de me « livrer à votre justice dans l'autre monde ; mais, mon Dieu, « que votre volonté soit faite ; tout ce que vous permettez « est bien, j'en mérite encore davantage !... Mon enfant, je « n'attends des consolations que du côté de Dieu, lui seul « peut me soutenir. Oh ! parle-moi bien du bon Dieu ; je ne « veux plus rien entendre de la terre, car j'ai signé mes « papiers avec ce pauvre monde, tous mes sacrifices sont « donc accomplis ! etc., etc. »

La veille de la Toussaint, notre cher père me dit : « Ma « chère fille, lis-moi les litanies des Saints, dans la crainte « que nous n'en ayons pas le temps demain. » La nuit fut assez bonne : « J'avais demandé aux saints, nous avoua-t-il, « de venir me chercher ou bien de m'obtenir une petite « participation à leur fête en demandant au bon Dieu que « mes souffrances fussent plus supportables. » Une autre fois aussi qu'il avait passé une meilleure nuit, ne pouvant pas lui-même assister à la messe, il y députa Régis pour aller de sa part remercier le bon Dieu.

Le lendemain, le R. P. Marie-François arrivait en toute hâte, après un court ministère durant lequel il avait reçu les plus mauvaises nouvelles du Prat. Notre cher malade en tres- saillit de bonheur et de reconnaissance ; car il était convaincu de ne pas aller loin. Il me dit : « Avec quel bonheur je re-

« verrai ce bon Père qui me rappelle ton frère ! Je lui
« demanderai tout de suite de m'apporter encore une fois le
« Saint Viatique, si j'en ai le temps ! Chère Marie, que tes
« prières soient plus que jamais pour moi, et après ma
« mort, tu iras souvent à la chapelle prier encore pour ton
« petit père. Oh ! si je pouvais faire mon purgatoire au
« Prat !... Bien chère enfant, je vais me séparer de vous ; ce
« moment est terrible, mais j'ose compter sur la miséri-
« corde de Dieu et vous ne sauriez croire jusqu'à quel point
« je suis résigné. Ils sont bien misérables ceux qui ne se
« résignent pas à la volonté de Dieu, ils ne doivent pas avoir
« la foi !... Que de grâces j'ai reçues dans ma vie ! mais je le
« reconnais trop tard, car elles ne me rendent que plus
« coupable, je n'y ai pas été assez fidèle. O mon Ange gar-
« dien ! vous qui m'avez toujours rendu de si grands ser-
« vices, intercédez pour moi ! O Marie conçue sans péché !
« priez pour le pauvre pécheur qui a recours à vous ! »

Le jour de la Toussaint, il sembla être absorbé en Dieu.
Nous reçûmes une de tes lettres, et notre bon père de me
dire : « Pauvre enfant ! il ne sait pas dans quel état je suis,
« je n'ai plus besoin que de ses prières et de sa bénédic-
« tion ! Quel sacrifice pour moi de mourir si loin de lui ;
« mais qu'il est heureux d'être tout à Dieu ! »

Le R. P. Marie-François arriva le jour de la fête des
Morts. Cette parole chrétienne sortit de la bouche de papa :
« C'est surtout comme prêtre que je désire le voir. En effet,
il lui demanda bientôt à se confesser afin de communier
pour la troisième fois en Viatique. Ce devait être sa dernière
communion. Il voulut qu'on devançât l'heure de la messe,
tant il avait soif de recevoir Jésus. Il avait aussi la crainte
de ne pas en avoir le temps, ayant éprouvé pendant la nuit
ce qu'il appelait le frisson de la mort, de cette mort que l'on
redoute ordinairement et qu'il désirait tant, lui, pour voir
enfin le bon Dieu, car, disait-il, « je ne suis plus de ce
« monde ! »

Le Révérend Père, avant de lui donner le Corps sacré de
Jésus, lui parla sans crainte du grand voyage de l'éternité

et lui rappela le souvenir de sa pieuse mère, ainsi que celui du petit ange que nous avons au Ciel. On lui faisait de la peine en lui parlant de guérison, mais on le rendait heureux en entretenant son espérance de mourir bientôt. « Oui, « disait-il, je serais trop heureux si je pouvais me réveiller « dans l'autre monde. Je ne puis pas, ma bonne petite fille, « te faire demander cette grâce au bon Dieu, ce serait trop « cruel pour ton cœur. Il est aussi beaucoup mieux de ne « désirer que la volonté de Dieu : que son bon plaisir soit « donc le mien !... J'ai peur seulement que vos prières ne « me retiennent encore ici-bas, » Et il nous faisait prier pour lui obtenir la force de souffrir encore tout le temps que le bon Dieu voudrait.

Une fois que je lui faisais baiser la relique de la vraie Croix, il me dit, comme tout ce qu'il savait dire de si à propos et de touchant : « C'est bien, chère enfant, ce bois nous rappelle « toutes les souffrances de Notre-Seigneur et sa mort pour « nous. » Il baisait aussi son scapulaire avec la plus grande piété, car il aimait la sainte Vierge comme un fils sait aimer la meilleure des mères.

Dans un moment où nous étions seuls, le cœur de notre bon père se mit à déborder de tendresse. Il me parla ce doux langage que bientôt je ne devais plus entendre : « Oh ! « si tu savais que je t'aime, ma fille ! Combien je te chéris « tendrement ; mais bientôt il faudra nous séparer ! — « Cher bon père, nous vivrons plus que jamais unis en « Dieu, vous emporterez tout mon cœur au Ciel où vous « prierez pour nous. » Son humilité le portait à croire qu'il serait bien loin de moi au Ciel : « Oui, j'ai peur, mon ange, « d'être trop loin de toi, parce que le bon Dieu est juste et « que la balance ne sera pas égale, mais enfin, j'espère bien « que je te verrai si le bon Dieu me fait miséricorde. » — « Mon cher père, les enfants sont la couronne de leurs « parents. Ayez une grande confiance. » — « Oh ! oui, j'ai « beaucoup de confiance en Dieu, chère Marie, mais je suis « si indigne du bonheur du Ciel ! »

Combien j'étais émue, mon chère frère, je me sentais s

en dessous des mérites de papa! Je respectais cependant
son humilité, demandant au bon Dieu de m'accorder la
grâce qu'il demandait pour lui-même.

Vers les deux heures de l'après-midi, il dit à Régis et à
moi : « Mettez-vous à genoux, mes chers enfants, pour rece-
« voir ma bénédiction. Oui, mes enfants, je vous bénis, tout
« indigne que j'en suis, au nom du Père, et du Fils et du
« Saint-Esprit. Que le bon Dieu me fasse miséricorde et
« qu'il nous accorde la grâce de nous revoir au Ciel! Main-
« tenant, mes pauvres enfants, embrassez-moi. Oh! j'es-
« père que demain le bon Dieu aura mis terme à mes souf-
« frances, car je crois que vous vous faites illusion. Oui, il
« faudra nous séparer, je sens que je chemine vers la mort;
« il nous faut être bien résignés à la volonté de Dieu. Il me
« semble que le râle commence et j'en suis heureux. Oh!
« restez près de moi, j'aime tant à vous voir que je
« voudrais ne jamais vous perdre de vue! N'est-ce pas,
« Marie, tu seras bien là à mes derniers moments? J'y tiens
« beaucoup. »

Il s'occupait de tout : sur son lit de mort il a pensé encore
une fois aux pauvres, ses si chers protégés, en nous recommandant de leur faire une aumône le jour de ses funérailles.
Mais pour ses funérailles il ne voulait point d'ostentation ;
pour cela nous n'avons pu rester dans les limites que désirait sa modestie, car l'élan général dans tout le pays a sur-
passé tout ce que nos cœurs pouvaient désirer. C'est au
Père Marie-François qu'il parle maintenant; il lui demande
humblement sa bénédiction. Le R. Père lui parlant du ciel,
du bon Dieu et de la Sainte-Vierge, notre pauvre malade
s'émut jusqu'aux larmes, ne pouvant soutenir cette conver-
sation qui lui faisait entrevoir trop de bonheur qu'il ne méri-
tait pas! Mais il lui répondit : « Oui, mon Père, rien que le
« bon Dieu dans ma pensée, plus rien, rien de la terre. »
Une autre fois que le R. Père lui parlait du mérite de ses
souffrances pour le Ciel, notre cher malade lui répondit :
« Vous dites cela dans votre charité, mais le bon Dieu, sans
« doute, fera bien des soustractions. »

« Oh ! que je souffre ! nous avouait-il, je souffre le mar-
« tyre , mais peu importe quelques souffrances de plus ou
« de moins en ce monde ; il faut bien que j'aie quelque
« chose à offrir au bon Dieu à qui je n'ai pas tant donné pen-
« dant ma vie ! » Quelle humilité !

Apprenant qu'un de ses meilleurs amis était gravement
malade, il dit : « Pauvre cher ami, nous nous rencontrerons
« bientôt dans l'autre monde, mais avec cette différence
« qu'il a vécu mieux que moi, il n'a fait que du bien pen-
« dant sa vie. Oh ! qu'il est heureux ! Il m'est sans doute
« permis d'être jaloux dans une telle circonstance. »

Au départ de notre cher oncle *** il sut aussi lui parler ce
langage qui ne s'oublie pas : « Adieu, mon cher, je te regret-
terai bien. Oui, adieu, car sans doute nous ne nous rever-
« rons plus ici-bas, tu n'auras pas le temps de revenir avant
« ma mort, mais écoute-moi : Je ne sais pas si je finis bien
« ou si je finis mal ; je sais seulement que je tâche de bien
« finir, avec la grâce de Dieu. Fais de même, mon cher ami,
« afin que nous nous retrouvions au ciel. »

Son esprit de foi perçait dans tout : sa vie qui avait toujours été si chrétienne, lui paraissait bien pâle à côté de tout
ce qu'il aurait voulu avoir fait de mieux !

La patience de notre excellent père était héroïque et sa
résignation ne s'est jamais démentie. Ah ! c'est bien la meilleure guérison que le bon Dieu lui ait accordée en le récom-
pensant de tous ses mérites ! A nous la souffrance ici-bas,
mais à notre père chéri le bonheur qu'il possède sans crain-
dre de le perdre jamais.

Mais sa voix mourante nous est chère entre toutes.
Ecoute-le encore me dire : « Mon enfant, parle-moi du
« bon Dieu afin que j'y pense toujours ; parle de moi au
« bon Dieu, car je n'ai plus la force de le faire ; parle de
« mes besoins à la Sainte Vierge et à mon Ange gardien :
« qu'ils viennent à mon aide puisque je ne mérite pas que le
« bon Dieu m'appelle encore à lui. Oh ! qu'il faut souffrir
« avant de mourir ! » Que de fois, jusqu'à son dernier sou-

pir, j'ai vu ses yeux attachés sur les tableaux de notre Seigneur, de la Sainte Vierge et de saint Régis qui étaient dans sa chambre !

Un jour que je lui rendais un petit service, je lui demandais où étaient ses mains ? « Elles sont jointes sur ma poi-« trine, mon enfant, je tâche de les y tenir le plus possible, « afin de demander pardon au Ciel. C'est ainsi que je tiens à « être emporté au cimetière. »

Enfin le Ciel devait être victorieux et les saints se réjouir d'avoir un ami de plus dans leur société. Notre bon père a fait la mort d'un saint dans toute l'acception du mot. Dieu l'aimait encore plus que nous. Que ce cher père me pardonne de le louer, maintenant que ses oreilles ne sont ouvertes qu'aux doux concerts des anges! Pour moi, mon frère, je regrette d'être en dessous de la consolation que j'ai tenu à te procurer en t'écrivant cette longue lettre.

Les derniers moments de notre cher père sont arrivés, il le sent ; il nous le dit, le jeudi soir, en nous recommandant de bien le surveiller afin de ne pas le laisser mourir sans lui faire les prières des agonisants auxquelles il tient beaucoup. Nous l'écoutons avec respect et vive émotion ; nous le voyons mal, mais nos cœurs ne peuvent pas se convaincre qu'il soit à la dernière extrémité. Le R. Père Marie-François passa la nuit presque tout entière près du cher malade; nous allâmes avec regret prendre quelques heures de repos. A trois heures du matin, je fus appelée ainsi que Régis, et un peu plus tard maman ; notre bon père voulait encore embrasser tous les siens et les sentir près de lui au moment suprême. Il demande au R. Père ce qu'il fallait faire ? — « Mon cher ami, il faut vous résigner.» — « Je suis résigné,» répondit-il.

Bien des fois il baisa le Christ ; il le tint dans la main et répéta des actes intérieurs de résignation à la volonté divine.

Nous fûmes bientôt là, Régis et moi ; je ne tardai pas à m'apercevoir que la mort arrivait vite, malgré que papa n'eût aucun de ces signes effrayants que l'on constate chez les mourants ; car notre bien-aimé père, tout en souffrant beaucoup, s'est doucement endormi en Dieu comme il s'est reposé en lui.

Nous le couvrîmes de baisers ; nous fîmes les prières des agonisants qu'il suivit avec attention ; nous récitâmes les mystères douloureux du Rosaire, puis les litanies de l'Ange gardien. Le P. Marie-François fit une prière qu'il trouva dans son cœur et que papa désira répéter mot à mot : « Mon Dieu, je vous donne mon corps, mon cœur, mon « âme, mon esprit et ma vie... Ouvrez-moi le Ciel, ô Jésus, « et recevez moi dans votre divin Cœur ! »

Après avoir reçu une dernière absolution et gagné l'indulgence plénière de la bonne mort, il a rendu sa belle âme à Dieu au moment où le P. Marie-François disait : *Doux cœur de Marie, soyez son salut !...* Il est mort dans la paix du Seigneur. Nos mains étaient dans ses mains ; son visage, sur lequel nous étions penchés, n'a pas fait la moindre contraction. Nous le croyions encore vivant, mais il était bien mort... Ses vœux étaient exaucés !...

Nous pleurions le meilleur des pères, et nous pleurerons toujours ce cher défunt, qui est devenu pour nous un protecteur de plus au Ciel....

Mais pourquoi m'étendre sur ce sujet ? Nous sentons de même une douleur que la plume ne peut pas exprimer : mieux vaut le silence au pied de la croix !

Une heure après, le saint sacrifice de la messe s'offrait pour le repos de son âme.

Après la sainte communion je vins faire mon action de grâces près de lui ; mais ses yeux ne me regardaient plus et son front déjà était glacé... Mon Dieu, que nous sommes peu de chose !

Le soir nous dîmes le Rosaire près de ce lit où reposait, comme dans le plus doux sommeil, celui dont la présence corporelle nous consolait encore. J'embrassai pour la dernière fois ce cher corps inanimé, ses mains qui m'avaient bénie et qui tenaient un christ et un rosaire, comme tu le verras dans la photographie que je t'envoie, car notre père était si beau ainsi que j'ai tenu à te procurer cette consolation.

Le lendemain matin avaient lieu ses funérailles dont je ne te parle point, d'autres s'étant chargés de le faire...

Adieu, mon bien cher frère, que Jésus soit de plus en plus notre force! Vivons de telle sorte que nous ne manquions pas au rendez-vous éternel que nous a donné notre bon père.

Ta sœur dévouée,

Marie SAUTEL,

Sr *Thérèse de saint Dominique, du T. O. de la Pénitence.*

Ajoutons quelques-unes des pieuses paroles que le R. P. Marie-François prononça sur la tombe du défunt :

.,.. Le bon exemple! Voilà, père bien-aimé, la fleur précieuse que je veux cueillir sur votre tombeau pour en laisser le parfum à votre pieuse famille et à vos nombreux amis.

L'exemple de la foi. — Celui que nous pleurons a fait la mort d'un juste, surtout à cause de sa foi, car le juste vit de la foi. *Justus meus ex fide vivit,* et c'est en vivant de la sorte que le chrétien se prépare une bonne mort. Il poussait l'amour de cette vertu jusqu'à la délicatesse, interdisant les discussions sur certaines questions libres, de peur d'y rencontrer le doute ou de manquer de respect à l'enseignement de l'Eglise. Il faut croire sans discuter, disait-il, car Dieu ne peut être un menteur, et quand Dieu me dit de croire à tel ou tel dogme, par le témoignage de l'Eglise ma mère, je dois m'incliner avec respect et avec amour.

L'exemple de la charité. — Notre bien-aimé défunt n'était pas seulement un homme de bien, dans le sens profane du mot; c'était un homme de charité, un homme de bonnes œuvres. L'opinion publique, parfois sévère dans ses jugements, l'avait surnommé le bon riche, l'ami du pauvre, —

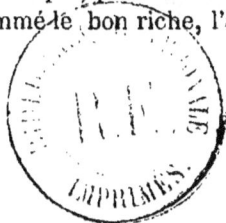

le bon Monsieur ; c'était, en effet, un cœur généreux, un chrétien magnifique dans ses dons: il mettait en pratique le précepte de Notre-Seigneur en laissant ignorer à sa main gauche l'aumône faite par sa main droite, et en ne faisant rien par ostentation, comme les pharisiens modernes, ou les orgueilleux philanthropes qui vont chanter sur les toits les plus vulgaires de leurs vertus. Il a fait le bien en secret, se plaisant à consoler les affligés et à sécher bien des larmes sous le seul regard de Dieu.

Cette admirable charité aimait aussi à se manifester par une exquise politesse, une rare discrétion, une grâce charmante et une délicatesse de manières poussée jusqu'à la perfection. Il avait surtout des sourires pour les pauvres et les petits, des tendresses particulières pour les affligés. Avec quelle bonté paternelle n'a-t-il pas recueilli dans sa maison de pauvres religieux chassés de leur couvent par la dernière tourmente révolutionnaire ! Mais je finis en parlant des exemples de piété qu'il a donnés toute sa vie, principalement dans sa dernière maladie.

L'exemple de la piété. — Quelle dévotion envers Notre-Seigneur dans la Sainte-Eucharistie!... avec quel amour, quelles larmes, quelle ferveur il a reçu son Jésus au temps de ses souffrances...

Quelle dévotion envers la Très-Sainte-Vierge!...

Il me racontait que pendant une année entière, étant obligé par ses affaires commerciales, d'aller tous les jours du Prat à Largentière, il avait dit, chemin faisant, son Rosaire entier, pour obtenir une grande grâce dont il avait besoin, mettant sa joie à effeuiller sur sa route, pour couvrir les épines du chemin, ces roses mystiques qui composent une des plus belles couronnes de l'auguste Mère de Dieu, notre mère à tous.

Quelle dévotion à son Ange gardien ! Il aimait à l'invoquer, à l'appeler son ami, son compagnon de voyage, son avocat et son défenseur, disant que dans plusieurs circonstances périlleuses, il lui avait dû le salut de son corps et de son âme.

Quelle dévotion à saint François-Régis, l'apôtre du Vivarais ! Vous avez fait le vœu, ô père bien-aimé, d'aller au tombeau de ce grand saint, si vous obteniez votre guérison... Cette prière a été exaucée, et bien au-delà, car vous êtes maintenant guéri de toutes les souffrances de ce monde et vous pouvez remercier votre saint protecteur dans le grand sanctuaire du ciel, non seulement pendant quelques jours, mais pendant toute l'éternité...

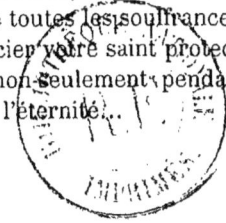

Lyon. — Impr. Mougin-Rusand, rue Stella, 3

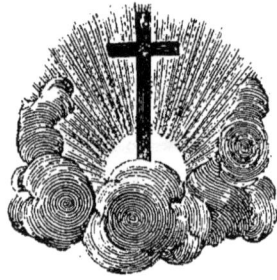

www.ingramcontent.com/pod-product-compliance
Lightning Source LLC
Chambersburg PA
CBHW032301210326
41520CB00048B/5784